DEUX LEÇONS

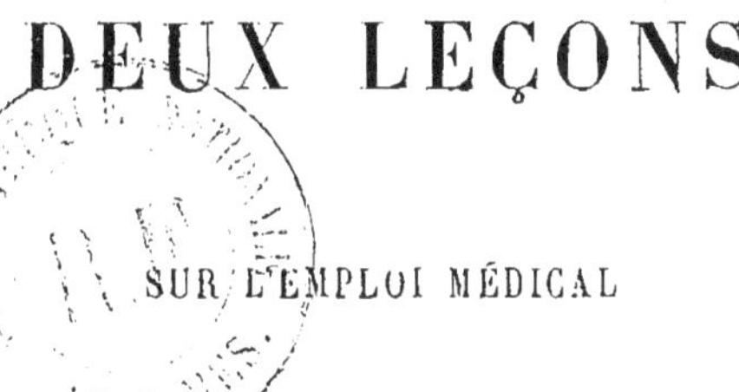

DE L'ÉLECTRICITÉ

PAR

LE DR ONIMUS

LAURÉAT DE L'INSTITUT (ACADÉMIE DES SCIENCES), LAURÉAT DE LA FACULTÉ DE MÉDECINE
MEMBRE DE LA SOCIÉTÉ DE BIOLOGIE
DE LA SOCIÉTÉ D'ANTHROPOLOGIE, DE LA SOCIÉTÉ DE MÉDECINE DE PARIS, ETC.

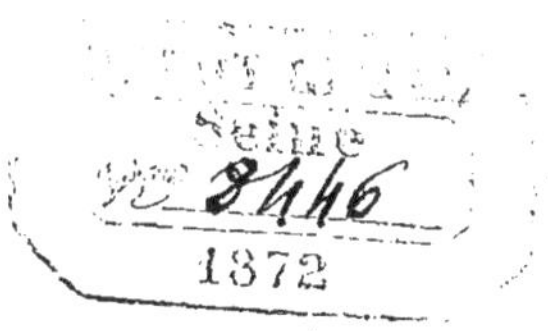

PARIS

IMPRIMERIE SIMON RAÇON ET COMPAGNIE
RUE D'ERFURTH, 1

1873

DU MÊME AUTEUR

Études critiques et expérimentales sur l'occlusion des orifices auriculo-ventriculaires. 1865.

Étude critique des tracés obtenus avec le cardiographe et le sphygmographe, en collaboration avec M. Ch. Viry, ingénieur. 1866.

De la théorie dynamique de la chaleur dans les sciences biologiques. Paris, 1866, Germer-Baillière, éditeur.

Expériences sur la genèse des leucocytes et sur la génération spontanée. 1867.

De la vibration nerveuse et de l'action réflexe dans les phénomènes intellectuels. 1868.

Des mouvements de l'intestin. — *De la contraction des fibres lisses,* en collaboration avec M. Ch. Legros. 1869-1870.

Recherches expérimentales sur les phénomènes consécutifs à l'ablation du cerveau, et sur les mouvements de rotation. 1872.

Traité d'électricité médicale, par le docteur Onimus et Ch. Legros, avec 141 figures intercalées dans le texte. Prix : 12 fr.

Recherches expérimentales sur la physiologie des nerfs pneumo gastriques, en collaboration avec M. Ch. Legros. (Extrait du *Journal d'anat. et de phys.* de M. Ch. Robin, novembre 1872.)

DEUX LEÇONS

SUR

L'EMPLOI MÉDICAL DE L'ÉLECTRICITÉ[1]

I

DE LA DIFFÉRENCE D'ACTION DES COURANTS ÉLECTRIQUES SUR L'ORGANISME CONSIDÉRÉ COMME CONDUCTEUR PHYSIQUE

Messieurs,

M. Charcot, en me cédant aujourd'hui sa place, me fait un grand honneur et je suis certain que vous vous associez tous à mes remerciments, car je suis dans ce moment la preuve vivante des encouragements que M. Charcot sait donner indistinctement à tous ceux qui travaillent.

Je me propose, dans cette leçon, de vous indiquer les lois principales et les propriétés spéciales des divers courants électriques. Il est bien difficile de comprendre leur application thérapeutique, si on ne connaît point leur action physique, et c'est même de cette action que découlent la plupart des principes de l'électrothérapie.

On distingue en médecine deux espèces de courants électriques : les courants *continus*, qui proviennent directement de la pile, et les courants *induits*, que l'on appelle encore quelquefois, mais à tort,

[1] Leçons faites à l'hôpital de la Salpêtrière.

courants interrompus. Dans les courants continus, il faut étudier successivement les phénomènes qui résultent de l'action chimique qui a lieu dans l'intérieur de la pile, et, en second lieu, les phénomènes qui se passent dans le circuit extérieur, circuit dans lequel est interposé le corps humain.

Les phénomènes qui se produisent dans l'intérieur de la pile diffèrent d'une pile à l'autre par la quantité électrique et par la tension. Pour bien comprendre ce que ces mots signifient et quelle idée nous devons nous faire de la quantité et de la tension, je crois utile de chercher des comparaisons dans d'autres phénomènes physiques.

On entend, en physique et en mécanique, par *tension* un mouvement virtuel qui ne parvient pas à accomplir son effet par le fait de résistances antagonistes. Supposez deux kilogrammes, l'un est sur le sol et l'autre est élevé à un mètre de hauteur. Il n'y a entre ces deux kilogrammes aucune différence; ils représentent la même masse et le même poids ; ils ont la même quantité. Mais par cela seul que l'un est élevé à un mètre de hauteur, il peut tomber, et en tombant il produira une force d'un kilogrammètre. Je puis donc dire qu'avant de tomber, il possédait en puissance, en réserve, en tension une force d'un kilogrammètre.

Si, au lieu d'être élevé à un mètre, il est élevé à dix mètres de hauteur, son poids, sa quantité seront identiques, mais son énergie potentielle, sa tension, sera de dix kilogrammètres.

Prenons encore cet autre exemple : Dans une chaudière de locomotive, il y a également à distinguer la quantité d'eau élevée à une certaine température et la pression de la vapeur d'eau qui, selon l'expression consacrée, a une force d'une ou de plusieurs atmosphères. La quantité d'eau chauffée dépend de la grandeur de la chaudière et de la masse de charbon brûlée ; mais la force de projection de la vapeur d'eau ne dépend nullement de la quantité d'eau chauffée ; elle est proportionnelle à la pression extérieure qu'elle supporte. De même dans une pile, la quantité d'électricité dépend de la surface des métaux et de l'énergie des liquides excitateurs, tandis que la tension qui correspond à la pression de la vapeur d'eau représente la facilité avec laquelle le courant électrique peut surmonter les résistances extérieures.

La pile doit être considérée comme une véritable machine en activité, accomplissant un travail actif; la source de la force vive est l'altération chimique des métaux en contact et l'on peut dire

qu'une pile produit du travail en *brûlant* des métaux, comme une
machine à feu ordinaire, en brûlant du charbon.

Une partie du travail actif de la pile consiste à surmonter les résistances, et plus elle aura de puissance pour surmonter ces résistances, plus on dira qu'elle a de tension. Ainsi, en interposant un
corps entre les extrémités des rhéophores d'une pile, la force électrique, résultat du travail chimique de la pile, cherche à se recom-
biner à travers ce corps, et pour traverser ce milieu résistant, il lui
faut une certaine puissance ou tension. La résistance qu'un seul
élément ne pourra pas surmonter, une série. d'éléments pourront
parvenir à la surmonter De même supposons une série de locomotives dont la force motrice pour chacune peut, par exemple, produire un trajet de 10 kilomètres. Toutes ces locomotives reliées
entre elles ne parcoureront exactement que les 10 kilomètres.
Mais si, pendant ce trajet, elles ont des masses considérables à
traîner, elles produiront ce travail bien plus facilement si elles sont
nombreuses que s'il n'y en a qu'une, et plus il y aura de locomotives, plus facilement les masses seront enlevées; ou, ce qui revient
au même, plus facilement les résistances seront surmontées.

Il en est de même pour la pile; une série d'éléments, réunis en tension, ne donne pas plus de quantité qu'un seul élément, mais permet,
sans accroître le courant, de surmonter des résistances extérieures
et d'obtenir des effets impossibles à réaliser avec un seul élément.
Plus vous aurez d'éléments, plus la force électrique aura de puissance ou de tension pour se frayer un passage et pour imprimer des
modifications mécaniques aux molécules des corps qu'elle traverse.
Car, il est important de le remarquer et nous verrons la conséquence
de ce fait, non-seulement la tension permet au flux électrique de
se combiner à travers les corps interposés entre les rhéophores, mais
une fois la résistance vaincue, elle agit encore sur ces corps en for-
çant les molécules à prendre une certaine orientation, et facilite en
même temps les actions chimiques.

La tension d'une pile peut donc se comparer à la force de projection de la vapeur d'eau, à la pression d'un liquide, et l'appareil
médical employé pour les douches filiformes nous donne une idée
très-juste de la différence d'action d'un courant à forte tension et
d'un courant à tension faible. Dans cet appareil, le poids de l'eau ou
sa quantité est un élément insignifiant, tandis que l'action dépend
uniquement de la force avec laquelle l'eau est projetée. Avec quelques grammes d'eau vous parvenez ainsi à traverser un morceau

de carton ou à enlever l'épiderme. De même, un courant à grande tension passera à travers les corps interposés et imprimera des mouvements moléculaires considérables, sans que la quantité d'électricité ait été augmentée.

—A côté de la tension déterminée par une réunion d'éléments il faut encore considérer la tension intérieure de la pile. Celle-ci dépend de la nature de l'action chimique, de l'éloignement des métaux et de la difficulté que les molécules ont à se combiner. Voici deux éléments qui tous deux sont composés des mêmes métaux et des mêmes sels, mais l'un, le plus grand, a une tension intérieure plus considérable, parce que le zinc et le cuivre sont plus éloignés et que les molécules qui se transportent d'un pôle à l'autre sont obligés de traverser une couche de liquide plus épaisse.

Quelle est l'influence de cette résistance intérieure plus considérable? C'est, en premier lieu, une action chimique plus faible, et, en deuxième lieu, la production d'un courant qui conservera une intensité égale, malgré les variations des résistances extérieures.

Le courant qui est engendré par des piles dont la résistance intérieure est faible, sera très-rapidement influencé par la résistance des corps interposés dans le circuit extérieur; il sera par exemple différent, selon que les rhéophores sur un membre seront placés à quelques millimètres de distance, ou à plusieurs décimètres ; tandis que le courant produit par des piles à grande tension intérieure se maintiendra le même, lorsqu'il aura à traverser un seul membre ou tout le corps, un seul muscle, ou tout un groupe de muscles.

En reprenant notre comparaison avec une locomotive, nous trouverons entre deux piles à tension intérieure différente, la même analogie qu'il y a entre une locomotive qui marche sur des .ails unis et égaux, et celle qui fait le même parcours sur des rails inégaux et rugueux. En voyant passer ces deux locomotives parcourant toutes deux par exemple 20 mètres en une seconde, vous devez admettre une force motrice égale, et cependant il y a entre elles cette grande différence : des résistances extérieures modifieront facilement et rapidement la marche de la première locomotive, tandis que la seconde ne sera pas entravée par les mêmes obstacles.

Vous voyez donc combien il est important en électrothérapie d'employer des piles à résistance intérieure considérable, et c'est justement ce qui fait défaut dans les appareils portatifs.

Après avoir examiné les phénomènes qui sont dus à l'action intérieure de la pile, il nous reste à étudier ceux qui se passent dans le circuit extérieur, circuit dans lequel est interposé le corps humain.

Une des particularités les plus importantes du courant est d'avoir une *direction déterminée et définie : il circule du pôle positif au pôle négatif.* Ce fait est prouvé par la décharge électrique, car c'est au pôle positif que l'on constate l'état le plus intense et la plus grande longueur du jet lumineux. Mais l'expérience qui démontre le plus nettement cette direction du courant et en même temps le transport des molécules interposées du pôle positif au pôle négatif est la suivante : voici trois vases qui contiennent un endosmomètre dans lequel, il y a deux jours, nous avons mis de l'eau albumineuse. Deux de ces endosmomètres reçoivent les extrémités des rhéophores d'une pile, et vous voyez que du côté du pôle négatif, le niveau de l'eau s'est tellement élevé qu'il a rempli tout le tube et que l'eau a débordé. Dans l'endosmomètre où le pôle positif était plongé, le niveau de l'eau a considérablement baissé, et cela est d'autant plus remarquable, que d'après les lois de l'endosmose, l'eau pure qui est à l'intérieur aurait dû pénétrer dans l'endosmomètre qui renferme de l'eau albumineuse, comme cela a eu lieu dans le troisième vase où nous avons laissé les phénomènes se produire normalement.

L'influence de la direction du courant est donc tellement considérable, qu'elle est même plus puissante que les phénomènes endosmotiques, et qu'elle peut agir en sens inverse de ceux-ci.

— Le passage du courant dans les conducteurs présente trois phases distinctes, l'état initial, alors que le mouvement commence dans le conducteur, l'état définitif quand le courant continu a traversé le conducteur, et l'état final au moment où le courant cesse de traverser le conducteur.

État initial. D'après les faits que la télégraphie a permis d'observer, on sait que l'intensité du courant est plus faible au commencement qu'à la fin, car le courant n'arrive que graduellement au maximum de son intensité ; il est même possible dans un câble télégraphique, si on interrompt le circuit aussitôt que la dépêche est lancée, de faire revenir en partie la dépêche au poste de départ.

— En même temps il se produit, et spécialement si le courant traverse une bobine, un courant induit faible qui est de sens inverse du courant de la pile. En résumé, le passage du courant modifie l'état moléculaire des corps, mais cette modification, si brusque qu'elle soit, est néanmoins graduelle et n'a point la rapidité qu'on observe au moment de la cessation du courant.

État définitif. Pendant toute la durée du passage d'un courant, l'influence du courant se manifeste par la décomposition des liquides, par l'échauffement des fils métalliques, par l'attraction ou la répulsion des aiguilles aimantées, par les rotations imprimées aux conducteurs mobiles. Sur tout son parcours, le courant électrique détermine des modifications dans les mouvements des molécules et cela même dans les corps conducteurs où, en apparence, on ne soupçonne aucun phénomène. Les fils qui ont servi pendant longtemps à transmettre le courant électrique présentent les signes d'une violente agitation intérieure, et leur structure moléculaire est modifiée.

État final. Au moment où le courant est interrompu, il se produit un changement moléculaire, et il se forme dans un circuit métallique un courant induit qui a reçu le nom d'extra-courant. Ce courant est bien plus énergique que le courant qui a lieu au moment initial, et cela ne tient pas seulement, comme on le dit dans beaucoup de livres de physique, à ce qu'étant de même sens que celui de la pile, il s'ajoute à celui-ci. La cause de cette différence d'intensité est autre, et nous allons l'examiner avec quelques détails.

Disons de suite que, dans les courants induits proprement dits, c'est-à-dire dans ceux de la seconde hélice, que le courant de la pile ne traverse jamais, on observe la même différence entre le courant initial ou de fermeture et le courant final ou d'ouverture. Le courant qui se produit au moment où le courant cesse de traverser le circuit est de beaucoup le plus intense ; dans les appareils médicaux ordinaires, c'est presque lui seul qui agit. Sa force est à celle du courant de fermeture comme 6 est à 1 et les durées évaluées en unité de temps sont de 0,0042 pour le courant d'ouverture, et de 0,0114 pour le courant de fermeture. C'est donc le courant dont la durée est la plus faible qui est le plus énergique. De plus, la tension du courant d'ouverture est bien supérieure, car, lancé dans le fil télégraphique, il transmet une dépêche à une distance de 250 lieues, tandis que le courant de fermeture franchit seulement une longueur de 20 lieues.

Cette différence entre les courants d'ouverture et de fermeture s'expliquerait facilement si, à l'exemple de M. Marié-Davy et du

R. P. Secchi, nous comparons le courant électrique au courant d'une masse d'eau.

Supposons un récipient R (fig. 1) rempli d'eau, mis en communication avec une série de tubes par un tuyau NO, muni d'un robinet en O. Lorsque le robinet est fermé, l'eau se tient à la même

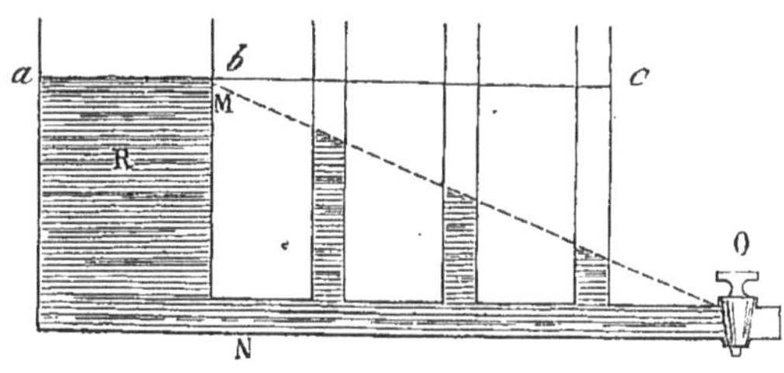

Fig. 1.

hauteur dans tous les tubes ; mais dès que l'on vient à ouvrir le robinet O, on voit : 1° dans tous les tubes le niveau s'abaisser très-rapidement et descendre de beaucoup au-dessous de celui qu'il occupe pendant l'écoulement continu du liquide ;

2° Le courant étant établi d'une façon définitive, et le niveau étant maintenu constant dans le récipient R, la surface liquide libre des différents tubes sera située sur la ligne inclinée MO ;

3° Au moment où l'on ferme l'orifice O, le niveau du liquide s'élève subitement dans tous les tubes à une hauteur bien supérieure à l'horizontale *abc*, et puis reprend son niveau primitif correspondant à cette ligne horizontale.

L'induction d'un courant au moment de la rupture du courant est comparable au coup de bélier, et l'on peut avec raison le considérer comme un simple phénomène mécanique, dû à ce que le flux électrique qui circule, possédant une certaine force vive, ne peut perdre instantanément la vitesse dont il est animé et donne un coup de bélier.

Un exemple plus vulgaire rendra encore mieux notre pensée. Supposez que vous soyez dans un train d'abord immobile, mais dont la locomotive prenne instantanément une grande vitesse, vous éprouverez au moment du départ une secousse plus ou moins forte, mais qui ne sera nullement comparable à celle que vous éprouveriez dans un train lancé à grande vitesse et qui viendrait à s'arrêter brusquement. La première secousse est comparable au courant de fermeture, et la seconde à celui d'ouverture.

En un mot, et c'est là, même au point de vue de l'emploi des courants continus, un fait très-important : plus la cessation d'un courant est brusque, plus le courant qui se forme à ce moment est fort. On doit se représenter les courants induits comme un choc moléculaire qui est d'autant plus énergique que la vitesse est plus grande et la durée moindre. On retrouve en physique cette loi d'électrophysiologie : l'excitation d'un nerf ou d'un muscle dépend moins de la valeur absolue de la tension d'un courant que de la modification de cette valeur d'un moment à l'autre.

C'est dans ce fait qu'il faut chercher l'action si énergique des courants induits ; car ceux-ci naissent et s'éteignent avec une extrême vitesse, et, par conséquent, changent rapidement et brusquement l'état moléculaire du nerf et du muscle ; et c'est également pour cela que cette excitation peut varier, même pour des courants induits, d'un appareil à l'autre.

Avec l'appareil ci-joint, que nous avons fait construire par M. Trouvé, on peut à volonté prendre un courant induit dont la rapidité de production peut être différente ; et l'on constate très-aisément que les contractions musculaires sont plus énergiques lorsque le contact du levier est très-rapide ou lorsqu'il dure un peu plus de temps.

Dans la plupart des appareils induits, les courants induits de fermeture et d'ouverture se suivent si rapidement qu'ils se confondent, et c'est pour cela qu'on n'aperçoit qu'une seule contraction. Dans les recherches plus délicates, et surtout lorsqu'on prend le tracé de la contraction musculaire, on remarque cependant dans le milieu de

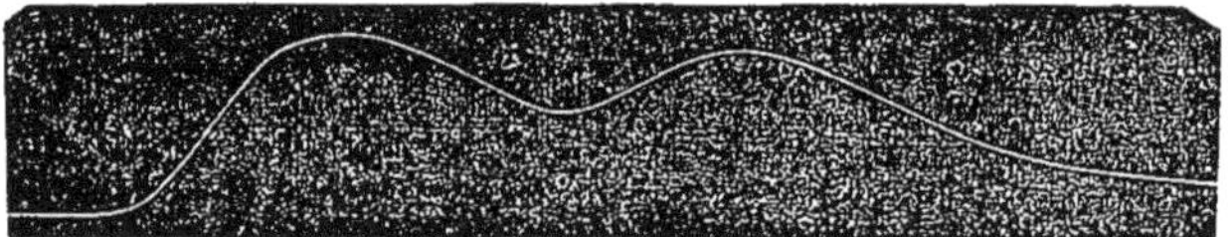

Fig. 2.

la courbe (fig. 2) qu'on obtient une déformation due à cette double excitation.

M. Helmholtz attribuait cette déformation aux variations rhythmées dans le raccourcissement du muscle, et M. Marey suppose qu'elle est produite par les vibrations du levier. Nous croyons avoir démontré, avec M. Ch. Legros, que cette déformation est produite par les deux courants qui se succèdent. On ne la retrouve pas, en effet, lorsque l'excitation n'est produite que par un seul courant, celui d'ouverture ou celui de fermeture, et de plus elle devient d'autant plus prononcée que le temps qui s'écoule entre ces deux courants est plus long, comme cela se voit très-bien sur les tracés que nous avons obtenus dans ces conditions.

Ces deux excitations sont rendues très-sensibles lorsqu'on emploie un appareil à courants induits, qui ne donne qu'une secousse par seconde. Nous pouvons les rendre visibles, même à l'œil, avec cet appareil à courants induits, construit par M. Mangenot, et auquel, d'après nos conseils, pour avoir des interruptions rares, il a ajouté un métronome. Le courant induit ne se forme qu'à chaque double oscillation. On peut ainsi avoir exactement une interruption par seconde, ou à volonté un nombre un peu plus faible ou plus grand, selon que l'on met le poids du levier à une hauteur différente.

Avec cet appareil vous sentez très-distinctement les deux excitations ; et elles sont d'autant plus nettes que le mouvement du balancier est plus lent, c'est-à-dire qu'il se passe plus de temps entre la fermeture et la rupture du courant. Vous pouvez encore constater très-facilement cet autre fait que je vous ai indiqué, à savoir que la contraction due au courant d'ouverture est plus forte que celle du courant de fermeture.

Avec un courant assez intense et une seule interruption par seconde, on distingue toujours sur des muscles sains les deux contractions ; mais il n'en est plus de même dans certains cas pathologiques ; et depuis que nous employons cet appareil, nous avons eu l'occasion de constater que dans les altérations nerveuses ou musculaires, on ne pouvait plus obtenir cette double contraction. C'est même là le premier caractère, et souvent le seul, d'un changement dans la contractilité ; et alors même que les courants induits ordinaires ou des courants continus n'indiqueraient aucune modification dans des cas anciens de paralysie de cause cérébrale par exemple, nous pouvons constater cette différence dans la contraction entre les muscles du côté paralysé et ceux du côté sain.

Cette double contraction disparaît également sur les muscles fatigués, et nous l'avons constaté dans des recherches physiologiques récentes faites avec notre ami, Ch. Legros. Cela est très-visible avec les courants induits, mais a également lieu avec les courants continus. A partir de la 9e ligne (fig. 3), c'est-à-dire après 9 minutes de passage d'un courant continu, on n'obtient plus qu'une seule contraction ; et, fait qui paraîtra étrange et qui recevra tout à l'heure son explication, les courants continus, à l'opposé des courants induits, ne détermineront de contraction que par le courant de fermeture.

Vous voyez également sur ces tracés que lorsque le muscle est très-fatigué, on n'obtient plus aucune contraction dans les mêmes conditions d'interruption du courant; pour les voir reparaître, il faut prolonger le temps pendant lequel le courant est interrompu, c'est-à-dire que plus la fibre musculaire est fatiguée, plus il faut de temps pour qu'elle puisse revenir à son état moléculaire primitif; et, d'un autre côté, pour y produire une excitation, il faut que l'agent excitant agisse pendant un laps de temps plus long. Ce sont les mêmes phénomènes qu'on observe dans les cas de paralysie faciale périphérique; et c'est probablement à cette cause qu'il faut rapporter la différence d'action, si remarquable dans ces paralysies, des courants induits et des courants continus.

Ces appareils, celui que nous avons fait construire par M. Trouvé, comme celui de M. Mangenot avec l'emploi du métronome, ont cet immense avantage en pratique, qu'ils donnent des courants induits à intervalles très-rares, et que les courants à intermittences rares sont infiniment moins douloureux que ceux à intermittences rapides. On peut supporter ainsi le maximum de la force que peuvent dònner les appareils, tandis que cela est intolérable quand on emploie les interrupteurs ordinaires. Ce sont là de grands avantages quand on veut examiner la contractilité des muscles et le degré d'atrophie, surtout lorsqu'on fait ces recherches chez des enfants. De plus, par le rhythme même des excitations, on est certain que les contractions électriques que l'on observe sont bien dues à l'excitation électrique, et non à l'influence de la volonté ou à des actions réflexes.

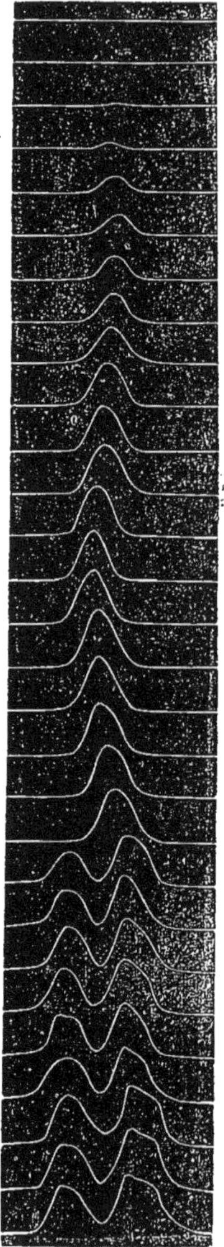

Fig. 5.

— Revenons aux courants continus, et, pour comprendre leur influence sur l'organisme, appliquons quelques-unes des notions physiques que nous venons d'étudier.

Le corps est interposé dans le circuit extérieur, mais ce n'est pas un conducteur ordinaire, car, même au point de vue purement physique, il est formé par diverses substances, il renferme en lui des liquides décomposables, des tissus ayant des mouvements moléculaires propres, des substances ayant entre elles des combinaisons chimiques, et enfin, une série innombrable de petits appareils électriques. Quelle va être sur tous ces phénomènes l'influence d'un courant électrique que l'on introduit artificiellement?

Nous avons également à distinguer les trois phases : 1° état initial; 2° état définitif; 3° état final.

État initial. — Au moment où le courant pénètre dans le corps, il détermine une modification de l'équilibre moléculaire, ce qui se traduit pour les nerfs et pour les muscles par une excitation fonctionnelle.

État définitif. — Pendant tout le temps où le courant est maintenu, l'état moléculaire reste en équilibre, il n'y a donc pas d'excitation vive du fonctionnement des nerfs ou des muscles, mais le flux électrique impose, pour ainsi dire, son orientation aux autres mouvements secondaires des tissus et il empêche les irritations partielles d'avoir une influence prédominante. Comme un cours d'eau rapide qui traverserait une série de cours d'eau moins rapides et de sens divers, il imprime à tous son mouvement, et entraîne tous les courants secondaires dans sa direction. Ainsi, pendant le passage d'un courant électrique, les spasmes, les contractures, les actions réflexes disparaissent et cessent pendant un temps plus ou moins long.

C'est surtout pour obtenir ces effets, qu'il faut un courant à grande tension, car il ne faut pas seulement que le courant traverse les tissus, il faut encore qu'il puisse agir énergiquement sur les mouvements moléculaires des tissus qu'il traverse, et son action sera, sous ce rapport, d'autant plus efficace, qu'il aura plus de tension, de même que, dans la comparaison que nous avons faite tout à l'heure, le cours d'eau principal aura d'autant plus d'action sur les cours d'eau secondaires, qu'il aura plus de vitesse et de rapidité.

État final. — Au moment de la cessation du courant, il y a de nouveau rupture de l'état moléculaire, et par conséquent excitation des nerfs et des muscles. La mise en activité du nerf et du muscle n'est en effet comme phénomène intime, même dans le cas d'excitation vitale, qu'une rupture de l'équilibre moléculaire, et quel que soit le mode de transmission que l'on admette dans un filet nerveux, il faut toujours ramener ce phénomène à un mouvement moléculaire. On conçoit ainsi que toute cause extérieure qui modifiera l'état moléculaire déterminera par cela seul une excitation, et c'est pour cela que le courant détermine une activité nerveuse ou musculaire au moment où il arrive, comme au moment où il cesse.

Mais ici nous trouvons une contradiction avec tout ce que nous avons dit plus haut sur les phénomènes qui ont lieu au moment initial et au moment final, car sur l'organisme, c'est le courant de fermeture et non celui d'ouverture qui détermine l'action plus énergique, et même souvent la seule que l'on puisse constater. Pourquoi cette différence et quelles sont les causes qui la produisent?

Pour comprendre ce fait, il faut savoir que la rupture du courant ne détermine d'action énergique que sur les corps dont les molécules sont très-mobiles, homogènes, vibrant facilement et surtout n'ayant pas par eux-mêmes de mouvements propres. Aucune de ces conditions ne se trouve dans l'organisme, et les variations de tension et d'orientation s'y font très-lentement; la vitesse de l'influx nerveux en est une preuve, lorsqu'on la compare à la vitesse de l'électricité et même du son. Néanmoins, et cela est une conséquence logique, c'est dans les tissus qui peuvent le plus rapidement modifier leur état moléculaire, que la rupture du courant a le plus d'action. Sous ce rapport, le système nerveux, et surtout les nerfs sensitifs et les nerfs spéciaux des sens, sont les plus excitables par la rupture du courant, et lorsqu'on électrise un nerf, surtout le nerf optique, il faut bien faire attention à l'excitation très-vive qui a lieu au moment de la cessation du courant. Il faut, dans ce cas, ne jamais enlever les rhéophores brusquement. Il en est de même lorsqu'on électrise les ganglions cervicaux ou la partie supérieure de la moelle : les syncopes ou les étourdissements se produisent au moment de la rupture rapide du courant.

A l'instant où le courant cesse, il se produit dans les tissus qu'il a traversés une autre série de phénomènes, que nous avons observés dès nos premières recherches. Dès que le courant cesse, on constate avec un galvanomètre sensible qu'il se forme un courant en sens inverse du courant primitif, et ce courant, dit courant de polorisation, dure un certain temps. Nous l'avons constaté plusieurs

fois chez l'homme ; il est très-manifeste dans l'expérience que je fais
sous vos yeux. J'électrise cette grenouille dans une région située au-
dessus de celle où sont implantées deux épingles communiquant
avec un galvanomètre ; au moment où le courant est établi, nous
voyons l'aiguille dévier à droite fortement sous l'influence du courant qui traverse les membres ; et maintenant en enlevant un
des fils du galvanomètre afin que le courant ne passe plus par le
galvanomètre et en laissant l'aiguille revenir au zéro, nous la
voyons dévier fortement à gauche, dès que nous rétablissons le circuit, après avoir préalablement cessé d'électriser le membre. Il se
forme donc dans les tissus, au moment de la rupture du courant,
un courant propre qui est dirigé en sens inverse du courant primitif, et qui dure quelques minutes. Cela explique également pourquoi le courant d'ouverture a une action si faible. Comme vous
pourrez le constater, cela n'a jamais lieu avec les courants induits,
et cela démontre bien que ceux-ci ont peu d'action sur les phénomènes chimiques des tissus.

Il y a encore entre les courants induits et les courants continus
cette autre différence, que les courants se localisent facilement, et
c'est avec raison que M. Duchenne a pris le titre d'électrisation lo-
calisée pour indiquer l'influence physiologique et thérapeutique de
ces courants. Malgré leur grande tension, ils n'agissent pas aussi
profondément que les courants continus. Ceux-ci ne peuvent même
être isolés dans une région limitée, et en électrisant le membre
antérieur chez des animaux, nous avons constaté des déviations de
l'aiguille d'un galvanomètre communiquant avec des fils plongés
dans le membre postérieur. Nous avons observé ces faits en 1868
avec M. Ch. Legros, et depuis cette époque, dans une leçon faite à
Heidelberg en 1870, M. Helmholtz relate des faits analogues, et il
cite comme un fait curieux cette propriété des courants continus.
Il a vu, comme nous, des courants induits ne pas agir sur des nerfs
profonds, tandis que des courants provenant d'une pile et dont la
force électro-motrice était bien moindre provoquaient des contrac-
t ons.

Les courants continus pénètrent donc dans tout l'organisme, et
c'est une de leurs propriétés les plus importantes, car on est certain d'arriver ainsi sur des organes profonds tels que la moelle.
Mais est-ce pour tout le corps une réelle pénétration, ou n'est-ce
pas plutôt une influence de proche en proche, due justement à ce
que le corps entier est un assemblage d'un nombre infini de couples

voltaïques? Le courant que nous faisons pénétrer artificiellement, étant plus intense, agit-il alors en augmentant les phénomènes électriques autonomes et en leur imprimant une certaine direction?

Cette question si intéressante nous amène à examiner les diverses théories émises sur l'électricité animale, dont nous ne pouvons dans ce moment que vous esquisser les points principaux. — L'expérience qui fit découvrir à Galvani l'électricité est également celle qui la première a démontré l'existence d'un courant électrique dans les corps vivants. Plus tard Nobili, Matteucci et surtout M. du Bois-Reymond ont démontré des courants dans les muscles et dans les nerfs. A l'occasion de ces faits, M. du Bois-Reymond a établi toute une théorie dans laquelle la contraction musculaire et le fonctionnement du système nerveux ne seraient que des actions électriques, et la transmission de l'influence nerveuse se ferait par une série d'orientations électriques ; en un mot, il a cherché à identifier l'agent nerveux et l'agent électrique. Aussi longtemps que M. du Bois-Reymond constate dans les tissus organiques des courants électriques, il est dans le vrai, mais où il cesse d'être exact, c'est quand il veut faire de ces courants électriques la cause des actions nerveuses et musculaires. D'un autre côté, dès les premiers jours de la découverte de M. du Bois-Reymond, Matteucci en Italie et M. Becquerel en France démontraient qu'il se forme des courants électriques dans toute espèce de tissu organique, aussi bien dans les végétaux que dans les animaux. Plus récemment même, Matteucci, avec un fil de platine entouré de coton imbibé d'eau salée, reproduisait le phénomène de l'électrotonus, et M. Becquerel, en découvrant les phénomènes électro-capillaires, a porté le dernier coup aux théories de M. du Bois-Reymond. Elles n'ont d'ailleurs jamais eu grand succès en France, et peut-être est-ce pour cela que M. du Bois-Reymond a voué une si grande haine à la France.

M. du Bois-Reymond a fait école en Allemagne, et physiologistes et médecins d'outre-Rhin ne parlent que d'état cathélectrotonique, et d'état anélectrotonique, de cathélectrotonus extra-polaire et d'anélectrotonus intra-polaire. Ils ont fait de grandes théories et établi des lois spéciales auxquelles ils ont donné leur nom, et tout cela uniquement pour expliquer ce simple fait, que l'excitabilité du nerf est plus faible aux environs du pôle positif et plus grande près du pôle négatif. La raison en est bien simple : c'est parce que les acides diminuent l'excitabilité nerveuse et que les alcalis faibles l'augmentent, ce que l'on sait depuis bien longtemps, aussi bien que cet autre fait que, lorsqu'un courant passe à travers des corps chimiquement décomposables comme un nerf, les acides se rendent au pôle positif et les alcalis au pôle négatif Voilà à quoi se réduit, en grande partie au moins, l'influence du cathode et de l'anode.

Au lieu de nous égarer dans des hypothèses, il nous paraît plus profitable de ne considérer que ce fait, qui à lui seul est déjà très-important, à savoir qu'il se forme partout et dans toute espèce de substance organique des courants électriques. En général, on ne rattache l'idée de la production d'électricité qu'à un assemblage de liquides acides et de métaux, et l'esprit se fait difficilement à ce que des courants électriques puissent être produits par des substances organiques coagulables. On oublie trop facilement que des animaux possèdent des appareils spéciaux qui produisent des courants électriques très-intenses. Or ces appareils ne sont autres que des cloisons membraneuses renfermant une substance albumineuse. C'est la condition anatomique de presque tous les éléments de l'organisme, et l'on peut dire sans exagération que chaque fibre musculaire ou chaque cellule constitue une pile. On constate en effet des courants électriques dans tous les tissus, dans les tendons, dans les os, dans les artères, aussi bien que dans les muscles et les nerfs, et M. Becquerel, dans ses belles recherches sur les phénomènes électro-capillaires, a montré que deux dissolutions de nature différente, séparées par une membrane ou par un espace capillaire, constituent un couple électro-chimique.

Il existe donc dans le corps un nombre incalculable de couples électro-capillaires donnant lieu pendant la vie à des courants électriques, et l'on peut dire que nous sommes formés par un assemblage infini de petits appareils électriques. Les courants se combinent dès leur formation et restent limités, au lieu de se condenser comme dans les appareils spéciaux de certains poissons.

Il est important d'étudier quelle peut être l'influence d'un courant électrique extérieur sur les phénomènes électriques autonomes de chacun de ces petits couples. L'expérience la plus intéressante sous ce rapport serait de rechercher l'action d'un courant continu passant pendant quelque temps à travers l'appareil électrique des poissons ; on verrait peut-être ainsi les courants électriques propres augmenter ou diminuer selon la direction du courant artificiel, et l'on pourrait en même temps étudier les rapports de la production de ces courants avec la nutrition de ces tissus.

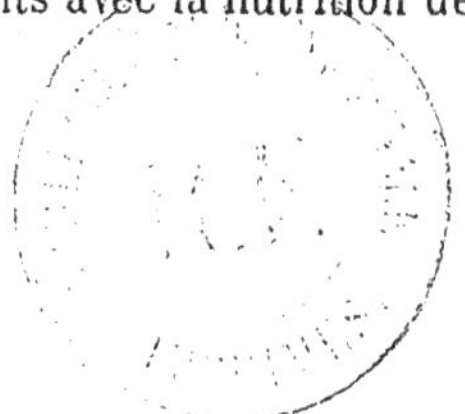

Pour nous placer dans des conditions à peu près analogues,
nous avons cherché quelle était l'influence d'un courant extérieur
sur l'action chimique de chaque élément, dans une série d'éléments
formant un circuit fermé. Pour cela, nous avons réuni en deux
groupes quatre éléments en tension (fig. 4). Un de ces groupes

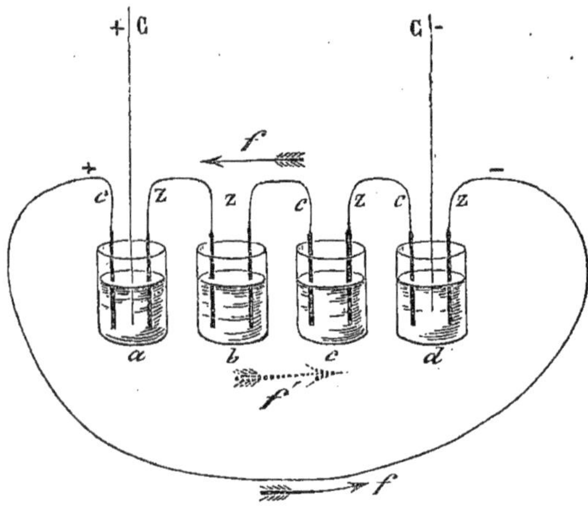

Fig. 4.

nous servait de point de comparaison et nous permettait de juger
de la quantité de zinc qui était oxydée dans le même espace de
temps, dans les conditions normales.

Dans le deuxième groupe, nous faisions passer d'un élément à
l'autre, pendant huit à dix heures, un courant de trente éléments.
Voici quelques-uns des résultats que nous avons obtenus. Lorsque le
courant extérieur C passait par les quatre éléments, et en sens
inverse f' du courant propre de ces éléments qui est dirigé selon la
flèche f et f_1, l'action chimique dans chaque élément était plus faible
que dans la pile qui servait de comparaison et qui restait dans les
conditions normales. Dans le même temps, les zincs de cette pile
perdaient 10 grammes de leur poids, tandis que les zincs de la pile
où l'on faisait agir en sens inverse un courant de trente éléments
ne perdaient que 7 grammes de leur poids.

Si, au contraire, le courant était dirigé dans le sens du courant
propre de la pile, les mêmes zincs perdaient 17 grammes de leur
poids, et ceux de la pile servant de comparaison ne perdaient dans
le même temps que 9 grammes.

Enfin, en ne faisant passer le courant extérieur que par deux élé-

ments, il y avait également une différence de poids entre les deux
piles ; l'usure du zinc était plus prononcée pour la pile où un autre
courant était interposé dans une partie du circuit.

On peut objecter à cette expérience que l'introduction d'un courant extérieur assez intense détermine lui-même des décomposi-
tions chimiques, et que cette action peut influer l'oxydation du
zinc, que ce n'est donc qu'une simple action chimique surajoutée, et
que rien ne prouve ainsi que ce courant ait une action sur les phénomènes chimiques propres à la pile.

A cela nous répondons : 1° que l'action décomposante du courant
surajouté est la même, quelle que soit la direction que l'on donne
à ce courant ; que, par conséquent, la différence très-remarquable
que nous constatons dans l'oxydation des zincs, selon la direction
du courant, ne devrait pas exister ; 2° les effets sont bien moindres
lorsqu'au lieu d'employer un courant à grande tension et à action
chimique faible, on emploie un courant à tension faible et à action
chimique forte, et cependant ce serait le contraire qui aurait lieu
en admettant l'objection qui est faite.

Pourquoi donc un courant extérieur surajouté peut-il diminuer
ou augmenter l'action chimique de chaque élément? L'explication
de cette influence s'explique par la loi suivante: l'action chimique
dans chaque élément est d'autant plus considérable que la résistance extérieure est plus faible. Chaque fois qu'on diminuera la résistance extérieure, l'action chimique dans chaque élément sera
plus grande ; elle sera au contraire plus faible à mesure que la résistance extérieure augmentera.

Voici deux éléments identiques ; dans chacun d'eux, avant-hier,
j'ai mis la même quantité de sulfate de cuivre.

Dans l'un, il s'y trouve encore au complet, et le zinc n'est presque
pas attaqué ; dans l'autre, le sulfate de cuivre a disparu et le zinc
est fortement oxydé. Cette différence tient uniquement à ce que,
pour le premier élément, les rhéophores sont restés éloignés l'un
de l'autre, tandis que, dans le second élément, nous les avons réunis
par un fil métallique. C'est donc ce seul contact qui a déterminé
dans la pile une action chimique très-manifeste, tandis que, ailleurs
la résistance entre les deux rhéophores étant insurmontable, il n'y
a pas eu d'action chimique. Si, au lieu de laisser les rhéophores séparés, nous les avions réunis par un corps mauvais conducteur, mais
se laissant cependant traverser par le courant, nous aurions eu
dans cette pile une action chimique plus grande qu'en laissant les

deux rhéophores complétement séparés ; mais cette action chimique
eût cependant été bien moindre que dans l'élément où un corps
n'offrant aucune résistance, tel qu'un fil de cuivre, eût réuni les
deux piles.

Donc c'est bien la plus ou moins grande résistance extérieure
qui règle l'action chimique autonome à chaque élément. Pour le
prouver par une expérience directe, nous avons fait passer deux
courants fournis chacun par quatre éléments à travers une couche
d'eau de trois centimètres.

Les conditions étaient donc les mêmes pour ces deux piles ; seulement, pour l'une, nous faisions en même temps traverser la couche
d'eau par un courant fourni par 20 éléments.

Voici comment est disposée l'expérience : dans deux mêmes tubes
T remplis d'eau, nous faisons arriver les deux extrémités des rhéophores des deux piles (fig. 5). Pour l'une, ces rhéophores sont repré-
sentés par PM et PN. La distance entre leurs extrémités est MN, et
cette distance reste la même pendant tout le temps de l'expérience.
Pour la seconde pile qui sert de comparaison, les choses sont dispo-
sées de la même manière, et l'espace qui sépare les deux rhéophores
est le même. Ces deux piles fonctionnent donc de la même façon et
se trouvent dans les mêmes conditions de résistance extérieure. Mais
pour l'une, dans l'espace MN rempli d'eau, nous faisons de plus
passer le courant de vingt autres éléments, dont les rhéophores

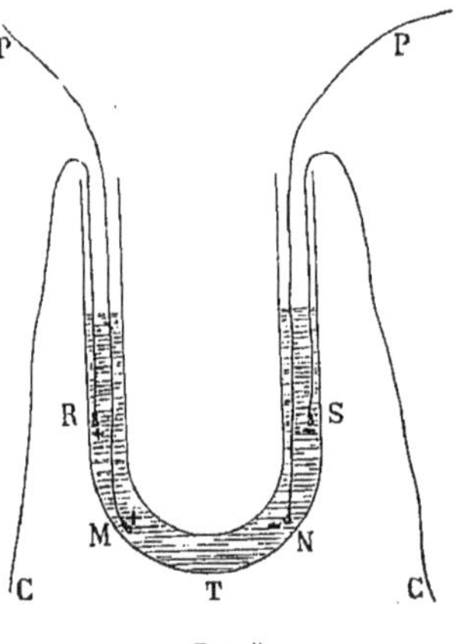

Fig. 5.

plongent dans l'eau et sont placés
en R et en S au-dessus des extrémités M et N.

Le courant CRSC ne s'ajoute
donc pas au courant PMNP, mais il
traverse le même corps, détermine
comme lui, et plus énergiquement
que lui, l'orientation des molécules
et imprime par son passage un état
dynamique particulier. Par cela
seul, ce courant arrive à diminuer
la résistance que l'eau placée en
MN présente au courant PM et PN,
car sous l'influence de ce courant
extérieur CR et CS, l'action chimi-

que augmente dans l'intérieur des éléments de la pile P. Au bout
de huit heures de cette expérience, les quatre zincs de la pile P

ont perdu cinq grammes de plus que ceux de la même pile servant de comparaison, et où aucun courant extérieur ne venait changer les conditions.

Nous voyons donc par ces expériences qu'un courant extérieur, remarquable surtout pas une grande tension, influe sur l'action chimique propre de chaque élément, et il agit ainsi, non parce que son action chimique vient s'ajouter à celle de l'élément, mais parce qu'il diminue ou augmente les résistances. Il agit ainsi par sa tension et, plus la tension est grande, plus le travail chimique autonome de chaque élément sera augmenté.

Revenons maintenant à notre étude sur les corps organisés. Chaque élément de notre pile représente une cellule de l'appareil électrique spécial des poissons, ou bien un tube nerveux, une fibre musculaire, etc. Dans chacun de ces groupes, il y a en effet un courant électrique autonome et des actions chimiques propres. — D'un autre côté, la nutrition n'est autre chose qu'un phénomène chimique, une série d'oxydations ; les substances albuminoïdes brûlent dans les tissus, comme le métal dans la pile, et par conséquent lorsque nous faisons traverser un courant électrique par l'organisme, nous aurons la même action sur les petites mais innombrables piles organiques, que celle que nous venons de constater sur chacune de ces piles inorganiques, c'est-à-dire que nous augmenterons l'action chimique autonome et propre à chaque tissu. Nous agirons ainsi sur la nutrition et c'est principalement à cette action des courants continus qu'il faut attribuer leur influence trophique.

Ainsi, et c'est là un point important que nos recherches physiologiques nous avaient déjà démontré, un courant provenant directement de la pile peut favoriser ou ralentir les actions chimiques des tissus. Je dirai même plus : je crois que, dans toutes les combinaisons organiques, il faut faire intervenir cette loi principale: les actions chimiques sont d'autant plus énergiques pour des liquides formant un couple électrique, que les résistances sont moindres.

Les courants électriques qui se forment directement dans les tissus ne se produisant pas d'une façon désordonnée, ils doivent être maintenus dans des relations réciproques, et le régulateur de l'action chimique des éléments organiques doit justement être la résistance extérieure. Ces courants, si petits qu'ils soient, ont toujours une résistance à vaincre ; il y a des équilibres moléculaires à rompre, des directions dynamiques à maintenir ou à créer. Plus

ces résistances sont nombreuses ou considérables, moins les phénomènes chimiques sont prononcés. Ils peuvent au contraire deve-
nir exagérés, ou changer même dans leur résultat et leurs combinaisons, lorsque les résistances normales sont diminuées ou modi-
fiées pour une cause ou pour une autre.

La corrélation de l'action chimique et de l'électricité est manifeste dans tous les phénomènes inorganiques; mais, l'action chimique elle-même n'est qu'un effet mécanique, d'après les théories
physiques modernes; effet mécanique que l'on ne peut rendre manifeste sous forme d'électricité que dans certaines conditions parti-
culières.

Mais il n'en est pas moins exact que toutes les actions chimiques
sont dépendantes de cette même loi; c'est-à-dire qu'elles ont lieu
d'autant plus énergiquement que les résistances soit moléculaires,
soit de masse, sont moindres.

Ces faits nous montrent l'importance de la tension dans les courants électriques, car c'est elle qui permet aux actions chimiques
autonomes des tissus de se faire plus ou moins activement, et pour
les corps organiques bien plus que pour les corps inorganiques, on
peut définir le courant, selon l'expression de Faraday, une action
chimique en mouvement.

Ces faits nous montrent en même temps combien il est nécessaire
de tenir compte de la direction des courants, et expliquent en
même temps pourquoi la nutrition est modifiée différemment selon
la direction des courants.

Il y a trois ans déjà, avec M. le docteur Legros, nous avons fait
une série d'expériences qui nous ont fait découvrir ce résultat curieux, que l'urée est diminuée lorsqu'on électrise la moelle par un
courant descendant, et qu'elle est au contraire augmentée par un
courant ascendant.

— Nous pouvons résumer cette leçon en disant que les courants
induits diffèrent des courants continus par leur production plus
rapide, par leur action plutôt mécanique que chimique, par la facilité avec laquelle ils peuvent être localisés malgré leur grande
tension. Les courants continus, au contraire, maintiennent pendant
un temps plus ou moins long la même orientation moléculaire; ils
déterminent des mouvements de transport, ils impriment leur direction aux courants secondaires qui naissent dans les tissus, ils
ont une action chimique directe et une influence indirecte sur les
combinaisons chimiques des substances organiques, ils pénètrent

profondément dans les tissus, ne peuvent être localisés, donnent lieu, après leur cessation, à des phénomènes de polarisation, et selon leur direction peuvent augmenter ou diminuer l'oxydation des tissus.

Mais, à côté de cette grande division, il est encore nécessaire de distinguer les courants induits entre eux, car, selon leur mode de production, ils ont encore des effets bien différents. Comme M. Duchenne l'a observé, il y a déjà longtemps, les courants de la première hélice ont des propriétés qui ne sont point identiques à celles des courants de la deuxième hélice. M. Becquerel a expliqué ces différences au point de vue physique, mais le fait n'en est pas moins exact, et, dans tous les cas, il est important, selon les cas, de savoir employer les courants de la première hélice ou ceux de la seconde ; on obtient encore des effets opposés, selon qu'on se sert de courants à interruptions rapides ou à interruptions lentes.

Il en est de même pour les courants continus ; ils diffèrent entre eux par l'action chimique, la constance, la tension extérieure et la tension intérieure. Il faut tenir compte de tous ces éléments, et ne jamais croire qu'il suffit qu'un courant provienne directement d'une pile quelconque pour qu'il jouisse des propriétés thérapeutiques des courants continus.

Certes l'électricité est une, mais, surtout au point de vue médical, nous devons tenir compte des différences qu'elle présente, selon sa source et selon les modifications qu'elle éprouve en traversant les corps. Comme toute espèce de mouvement moléculaire, l'électricité subit une série de métamorphoses et apparaît avec des formes et des propriétés différentes. De même que la chaleur de la chaudière se transforme, par des mécanismes spéciaux, en travail mécanique, de même le mouvement moléculaire chimique de la pile se transforme à l'extérieur en effets chimiques, mécaniques ou calorifiques. Pour vous montrer cette transformation d'une manière palpable, voici un appareil que nous avons également employé en médecine, et qui est remarquable au point de vue scientifique ; c'est l'appareil de polarisation de Thomsens.

Il se compose d'une série de lames de platine par lesquelles passe le courant de piles de Bunsen, ou d'une pile, à force électromotrice et chimique puissante. J'emploie dans ce but l'appareil qui sert à la galvano-caustique. L'électricité développée dans cette pile, si je la fais passer à travers un fil métallique, échauffe celui-ci, surtout si c'est un fil de platine ; voilà donc une transformation de l'électricité en chaleur; si au contraire, comme dans cet appareil, je fais traverser le courant par une série de petites auges renfermant de l'eau, il y aura une décomposition chimique très-vive, et si les pôles sont en platine comme dans cet appareil, les gaz dégagés venant en contact avec le platine, l'électrisent par polarisation et donnent lieu à un courant qui aura une grande tension; ainsi, avec cette série de transformations, j'aurai obtenu, avec deux ou trois éléments de Bunsen, un courant ayant les mêmes propriétés qu'un courant fourni directement par vingt ou trente éléments Daniell. Mais cela ne veut pas dire que l'électricité provenant directement de trois éléments Bunsen agit sur l'organisme comme celle de vingt éléments Daniell, pas plus que l'on ne peut confondre sous ce rapport le travail mécanique et la chaleur de la vapeur d'eau d'une locomotive.

Nous le répétons, il faut donc dans la pratique ne pas se laisser entraîner à des considérations trop théoriques sur l'unité des courants électriques, et s'attacher au contraire à profiter des propriétés diverses des courants selon leur production et le genre d'appareil que l'on emploie.

II

DE L'ACTION THÉRAPEUTIQUE DES COURANTS CONTINUS

Messieurs,

Dans cette leçon, nous chercherons surtout à vous indiquer les faits pratiques, les moyens et les procédés d'application des courants électriques et principalement des courants continus. Examinons d'abord quels sont les appareils qu'il faut employer.

Comme je vous l'ai dit, il faut choisir une *pile* dont l'action chimique ne soit pas trop forte et qui ait une certaine tension intérieure, en même temps qu'une grande constance. Sous ce rapport, une des meilleures piles est la pile Daniell ou ses modifications. La pile Remak, et celle que nous employons depuis quelque temps, la pile Callaud et Trouvé, ne sont que de légères modifications de la pile Daniell. Les autres piles que l'on peut également employer avec avantage, sont la pile au protosulfate de mercure et surtout la pile Leclanché. Mais pour toutes ces piles, il ne faut guère songer à rendre les appareils portatifs; la pile au chlorure d'argent de Gaiffe est seule réellement portative, mais elle a d'autres inconvénients que n'ont pas les autres appareils.

En général, pour les hôpitaux, comme pour le cabinet du médecin, ou même pour les malades chez lesquels le traitement doit être long, il faut surtout employer les appareils non portatifs. Il est également avantageux d'avoir des appareils simples, faciles à examiner et à réparer, où l'on puisse aisément s'assurer du fonctionnement de chaque élément. Il faut préférer la solidité et la simplicité à l'élégance, et comme tous les métaux qui entrent dans la construction de ces appareils s'oxydent et s'altèrent facilement, il faut que les fils conducteurs soient gros, recouverts de gutta-percha et que les contacts aient lieu sur une étendue assez large.

Pour les *rhéophores*, il faut surtout choisir des tampons assez grands, et dont la poignée soit longue ; ils doivent bien tenir en main. Les meilleurs sont ceux qui sont faits avec du coke pulvérisé et pilé, car ils ont l'avantage de ne pas s'oxyder ; on les recouvre de toile ou d'un morceau de peau. Les rhéophores les plus mauvais qu'on puisse employer sont ceux qui sont, pour ainsi dire, devenus classiques, car on les rencontre dans tous les appareils. Ils consistent en un tube en cuivre, dans lequel on introduit une éponge mouillée. Avec ces rhéophores, pour peu qu'on exerce de pression on met les bords du tube en cuivre en contact avec la peau, ce qui est toujours douloureux ; et, de plus, l'eau qui se trouve dans les éponges inonde le malade.

L'appareil étant choisi, comment faut-il procéder pour électriser le malade ? On humecte d'abord la toile ou le morceau de peau qui recouvre les tampons et on s'assure que le courant passe. Pour cela, le galvanomètre est un instrument presque indispensable pour tout appareil électrique à courants continus. Il est utile non-seulement au commencement de la séance, mais pendant tout le temps qu'on électrise, car la déviation de l'aiguille indique à chaque moment que le courant traverse le corps. Comme dans beaucoup de cas, la sensation que donne le passage du courant est presque imperceptible ; on a besoin d'un moyen certain qui indique que le courant passe. D'ailleurs il ne faut jamais se fier aux sensations que certains malades disent éprouver, il ne faut tenir compte que des indications que donne le galvanomètre, c'est le meilleur guide, et, pendant chaque séance, il faut le consulter plusieurs fois.

Les modes d'application, la durée, la force du courant, etc., dépendent évidemment de chaque cas, et il est impossible de donner des lois générales s'appliquant à tous les cas indistinctement.

Cependant, et c'est un point sur lequel nous avons toujours insisté, et qui nous a donné d'excellents résultats, il est toujours utile d'agir avec les courants continus sur les centres nerveux, même dans les lésions périphériques. C'est là le moyen le plus sûr d'avoir une action prompte et énergique. Dans nos recherches physiologiques, nous avons toujours observé que les effets étaient bien plus manifestes lorsqu'on appliquait les courants sur les centres que lors-

qu'on les applique directement sur les organes périphériques. C'est
ainsi que les mouvements des intestins sont influencés bien plus
énergiquement par l'électrisation des centres nerveux que par l'électrisation locale. Il en est de même pour la contractilité artérielle,
pour les spasmes et pour les phénomènes d'irritation locale.

Nous avons déjà publié, dans notre *Traité d'électricité*, un certain
nombre d'observations concluantes à ce point de vue ; nous pouvons
y ajouter des faits que nous avons observés tout récemment à l'hôpital de la Charité dans le service de M. Sée, de M. Blachez et de
M. Ball. Chez six malades atteints de paralysie des extenseurs des
doigts, par intoxication saturnine, paralysie remontant à une époque
plus ou moins éloignée, nous avons employé les courants continus
de la façon suivante : Nous mettions le pôle positif sur les vertèbres
cervicales, et le pôle négatif sous l'aisselle ou sur le cou au-dessus
de la clavicule. Nous n'électrisions jamais l'avant-bras, et cependant
la lésion locale s'est, dans la plupart des cas, améliorée avec une
grande rapidité et certainement plus rapidement que si nous n'avions
agi que localement.

Cela veut-il dire que dans ces cas il était inutile ou mauvais d'agir
sur les muscles affectés ? Non, mais nous vous indiquons ces faits,
comme un exemple frappant de l'influence de l'électrisation des
centres sur les affections périphériques.

Ces *paralysies saturnines* me servent encore admirablement
d'exemple pour vous montrer combien il faut plus ou moins varier
les moindres opérations selon les complications de chaque cas.
Nous avons en effet trois classes de paralysie saturnine et nous avons
eu l'occasion de les constater d'une manière bien nette dans les cas
que nous avons observés récemment. Dans une première classe, les
muscles paralysés se contractent encore un peu par les courants
induits, mais plus difficilement et plus faiblement que les muscles
sains. Les courants continus déterminent des contractions, mais
avec un courant assez énergique, et ces contractions sont plus
faibles que pour des muscles homologues sains.

Dans la deuxième classe, les muscles paralysés ne se contractent
pas par les courants induits, il se contractent par les courants continus, mais il faut encore un courant plus énergique que pour les
muscles sains.

Enfin, dans la troisième classe, les muscles paralysés ne se contractent pas par les courants induits, mais ils se contractent sous
l'influence de courants continus, et, fait bien curieux, avec un

courant moins fort que celui qu'il est nécessaire d'employer pour faire contracter des muscles sains.

Dans la première classe, il est inutile d'agir localement et c'est surtout l'électrisation générale du plexus et même de l'organisme qu'il est nécessaire d'employer. Les muscles, en effet, ne sont pas encore altérés dans leur nutrition ; le système nerveux seul commence à être lésé. Permettez-moi de vous faire remarquer à ce sujet que la paralysie des extenseurs n'indique nullement une affection locale et purement périphérique. Ce n'est là qu'un des premiers symptômes de l'intoxication, car je crois que l'on peut faire de la proposition suivante une loi générale : chaque fois qu'une affection générale, une intoxication, une inflammation généralisée des centres nerveux, ou une cachexie déterminent des paralysies ou des atrophies musculaires, ce sont toujours les muscles extenseurs des membres supérieurs ou des membres inférieurs qui sont atteints en premier lieu et dont la lésion est la plus grave. Ce sont également ces mêmes muscles qui s'améliorent en dernier lieu, lorsque la guérison arrive.

Dans l'intoxication saturnine, les muscles extenseurs sont donc atteints avant les autres muscles, mais dans les cas anciens, on trouve également d'autres muscles, qui sont paralysés, et souvent sur le même membre on peut trouver les trois classes que nous avons établies et qui correspondent à une altération plus ou moins profonde.

Dans la deuxième et dans la troisième classe, il est également nécessaire d'agir sur les centres nerveux, mais en même temps, il faut électriser directement les muscles paralysés, car dans ce cas, ceux-ci sont affectés et ont d'une stimulation directe. Pour cela, on place le pôle positif sur les vertèbres cervicales et le pôle négatif sur l'avant-bras. On peut promener par instants le pôle négatif sur les divers muscles paralysés et faire de légères interruptions.

Cette différence de contractilité des muscles dans certains états pathologiques est certainement un des faits les plus inattendus et les plus curieux, mais sans entrer dans toutes les considérations qui en ressortent et que nous avons étudiées ailleurs, nous dirons seulement que, lorsque les muscles ne se contractent plus par les courants induits, le pronostic est meilleur lorsque ces mêmes muscles se contractent difficilement par les courants continus, que lorsqu'ils se contractent très-facilement. Ce fait paraît étrange au premier abord, et je me hâte d'ajouter qu'il ne se rapporte qu'au cas où le muscle n'a pas subi d'atrophie bien considérab'e.

On ne peut guère comprendre que, plus la contractilité est augmentée, plus la guérison sera lente, et d'un autre côté, qu'à mesure que l'amélioration aura lieu, cette contractilité ira en s'affaiblissant. Eh bien, cela est vrai pour les courants continus, mais dans les limites suivantes : il faut que le nerf moteur ait été affecté primitivement, que la fibre musculaire n'ait subi qu'une altération passive, que l'excitation des filets nerveux ne donne aucun résultat et enfin, que, par augmentation de la contractilité, on ne considère, ni l'énergie ni la forme normale de la contraction, mais bien le simple raccourcissement musculaire ayant lieu sous un courant plus ou moins faible.

M. Charcot nous a rapporté, il y a quelque temps, l'observation d'une femme qui avait succombé dans son service, et qui présentait des altérations très-curieuses du système nerveux central. On trouvait disséminées à la base du cerveau des plaques spéciales et dont la cause était syphilitique. L'une de ces plaques se trouvait à l'origine du nerf facial droit, et avait amené une paralysie des muscles de la face. A mesure que l'état de cette malade s'aggravait, la contractilité par les courants induits, ou farado-musculaire, s'affaiblissait et disparaissait, tandis que la contractilité par les courants continus, ou galvano-musculaire, augmentait. Ce fait à lui seul indiquait que la maladie faisait des progrès ; si au contraire l'affection avait rétrogradé, la contractilité galvano-musculaire aurait diminué, et la contractilité farado-musculaire aurait reparu.

Je n'insisterai pas sur l'importance de ces différences d'action des courants électriques dans les paralysies faciales, dans les paralysies infantiles, dans certains cas hybrides d'atrophie musculaire progressive, et à une certaine période de cette affection, dans les paralysies traumatiques ; nous n'avons pas le temps de faire aujourd'hui une étude approfondie de tous ces symptômes. Mais pour indiquer toute l'utilité qu'on peut tirer de ces recherches, surtout dans le diagnostic de certaines paralysies, je ne vous citerai que le fait suivant, que nous avons eu l'occasion d'observer tout récemment.

Un ouvrier de la maison Charrière, forgeron, au moment de son travail, et en frappant un fer chaud, éprouva tout à coup dans la face du côté gauche une sensation de crampe qui disparut aussitôt, mais les muscles de la face de ce côté restèrent paralysés. Il n'avait eu ni étourdissement, ni vertige, ni perte de connaissance. Nous le vîmes deux jours après, et, à l'exception de la paralysie des muscles de la face, le malade n'accusait aucun malaise, ni aucun phénomène particulier. Nous crûmes, et vous auriez certes, pour la plupart, porté le même diagnostic, à une paralysie périphérique du nerf facial due à l'influence d'un changement de température.

L'examen de la contractilité électrique ne nous indiquait aucun changement entre les deux côtés de la face, et cela ne nous étonna pas, car nous n'étions qu'au deuxième jour de l'affection. Vous savez que, dans les paralysies faciales périphériques, la contractilité par les courants induits s'éteint complétement, tandis qu'elle augmente pour les courants continus.

Le surlendemain, la contractilité était encore la même, c'est-à-dire que, du côté paralysé comme du côté sain, les courants induits déterminaient de fortes contractions, et qu'avec les courants continus, il fallait pour les deux côtés la même intensité de courant. Nous commençâmes à douter de notre diagnostic, d'autant plus qu'il nous semblait qu'il y avait un léger trouble fonctionnel dans les mouvements oculaires. Mais le malade nous affirma si énergiquement qu'il ne constatait aucun changement dans sa vue, que nous ne nous arrêtâmes pas plus longtemps sur ces phénomènes, d'autant plus que l'amélioration était déjà très-notable, et que nous croyions nous trouver devant un cas de paralysie périphérique très-légère et dont la guérison rapide ne permettait pas aux muscles ni aux nerfs d'éprouver de changement appréciable.

Une dizaine de jours après, nous revîmes ce malade, et quelques muscles, surtout les muscles de la partie supérieure de la face, étaient toujours paralysés, mais sans offrir aucune modification sous le rapport de la contractilité galvano-musculaire et farado-musculaire.

Ce seul fait nous porta à rejeter notre premier diagnostic, et nous fûmes forcé d'admettre une lésion centrale. Notre malade, sur de nouvelles instances, accusa alors un trouble léger de la vision. M. le docteur Georges Camuset, qui l'examina à ma prière, reconnut les symptômes d'une parésie siégeant dans plusieurs muscles de l'œil : à gauche, il y avait une insuffisance de l'accommodation, qui se manifestait par l'impossibilité de lire de près à la distance où l'œil droit lisait encore ; ce symptôme a disparu depuis lors. A droite, un phénomène, beaucoup plus marqué, consistait en une diplopie s'accentuant lorsque l'objet regardé s'éloignait vers le côté droit du malade. En plaçant un verre rouge sur l'œil droit et en promenant une bougie allumée à trois mètres en avant du malade, on lui faisait percevoir deux images dès que la bougie dépassait le plan médian du corps pour passer au côté droit ; l'image rouge était à droite, l'image blanche à gauche, à 50 centimètres environ de la première dans son plus grand écartement. Cette diplopie *homonyme*, croissant vers la droite, est symptomatique d'une paralysie plus ou moins complète de la sixième paire, moteur oculaire externe. Cette parésie était difficile à juger à première vue, car les yeux avaient conservé une mobilité apparente presque complétement symétrique dans tous les sens.

Cette complication du côté des yeux est une preuve évidente d'une affection centrale, et nous nous trouvons justement devant un de ces cas dont la dernière leçon de M. Charcot[1] peut nous aider à déterminer facilement la localisation. La lésion très-limitée doit, en effet, se trouver dans cette portion supérieure du bulbe où sont situées, tout près les unes des autres, les origines du nerf facial et du nerf moteur oculaire externe.

Nous avons également pu observer le fait que nous avait enseigné M. Charcot, à savoir qu'il y avait deux noyaux d'origine du nerf facial, l'un supérieur, et l'autre inférieur, plus petit, qui fournit surtout les nerfs du muscle orbiculaire des lèvres. Dans ce cas, en effet, l'action de siffler ou de souffler, qui reparaît si lentement dans les cas de paralysie faciale ordinaire, a été possible dès les premiers jours ; de plus, ce sont les muscles des paupières et du front qui ont été paralysés le plus longtemps, ce qui est également le contraire de ce qu'on observe dans les autres paralysies faciales. C'est donc bien le noyau supérieur du facial, voisin du noyau d'origine du nerf moteur oculaire externe, qui a été affecté et même uniquement affecté.

Ce malade est guéri aujourd'hui, mais si l'examen de la contractilité électrique ne nous avait pas fourni une indication certaine, nous aurions, sans grande difficulté peut-être, enregistré ce cas parmi ceux de paralysie périphérique conservant sa contractilité farado-musculaire et guérissant très-rapidement. De plus, nous avons également modifié notre premier pronostic, car il est bien différent et plus grave dans un cas de ce genre, même complétement guéri, que dans un cas de paralysie périphérique qui eût guéri plus lentement et moins incomplétement.

[1] Leçon sur les *Affections du bulbe*, 1879.

Avant de vous présenter les malades qui depuis plusieurs mois ont été traités dans cet hospice par nous et par le docteur Lelorrain, qui a bien voulu nous seconder, je vous dirai quelques mots de l'intensité du courant à employer et de la durée de l'électrisation.

L'*intensité* varie selon les cas, depuis celle fournie par quatre jusqu'à cinquante et même soixante éléments. Mais en règle générale, il faut que la sensation ne soit jamais douloureuse, et qu'elle puisse être supportée par les malades. On peut même employer des courants assez intenses, mais seulement dans les cas où l'on agit sur des paralysies périphériques, sur des atrophies musculaires, sur des contractures, sur des anesthésies, et même dans quelques cas d'affection chronique de la moelle, en un mot, dans tous les cas où il n'y a aucun danger à exciter la peau et la circulation. Il n'en est plus de même dans les cas de névralgie, d'irritation spinale, lorsqu'on agit près de la tête ou sur la tête. Dans ces cas, il faut que la sensation soit à peine perçue par le malade, et c'est surtout alors que le galvanomètre est d'une grande utilité, car lui seul doit indiquer que le courant traverse les tissus. Nous avons toujours insisté sur ce point, et nous sommes donc partisan de l'emploi d'un courant modéré et assez longtemps prolongé.

Mais il y a des limites forcées dans la modération et dans la durée, et je ne crois pas qu'il soit utile de vouloir, comme l'a fait récemment M. le docteur Lefort, préconiser les courants excessivement faibles et permanents. C'est une tentative qu'avait déjà faite autrefois Hiffelsheim avec les chaines Pulvermacher, et il commençait à y renoncer vers la fin de sa vie, préférant des courants plus énergiques et d'une durée moins longue.

Certes, avec les éléments employés par M. Lefort, le courant est plus constant qu'avec les chaines de Pulvermacher, mais ce procédé offre néanmoins de grands inconvénients. D'abord le courant n'est même pas constant, car la conductibilité de la peau varie certainement d'un moment à l'autre à mesure que l'épiderme est plus humecté ou qu'il est détruit, comme cela arrive presque toujours.

En second lieu, comme nous vous l'avons démontré dans la dernière séance, les courants électriques agissent surtout par leur tension ; or la tension de trois à quatre couples de Daniell est presque insignifiante. Elle ne commence à avoir réellement d'action, avec un si petit nombre d'éléments, que lorsque l'épiderme est enlevé, mais alors on détermine fatalement des eschares.

Le seul avantage de ce procédé, c'est que l'on peut, pour ainsi dire, abandonner l'électricité à elle-même, et qu'on n'est point obligé de maintenir soi-même les rhéophores. Mais cela n'est avantageux que pour le médecin et non pour le malade. Il est nécessaire, au contraire, que le médecin soit constamment présent à l'application des courants électriques et que ce soit lui-même qui maintienne les tampons. C'est à lui à savoir la pression nécessaire, le point spécial qui doit être électrisé, les trajets des nerfs ; à surveiller et à diriger, en un mot, tous les détails. On ne se figure pas combien ces conditions, qui paraissent insignifiantes, sont au contraire d'une réelle importance. Il faut avoir la science nécessaire et l'expérience voulue, aussi bien pour appliquer un tampon d'un appareil électrique, qu'en hydrothérapie il est utile de savoir manier le jet d'eau, et personne ne soutiendra qu'il est indifférent que la douche soit donnée au hasard par des étrangers ou qu'elle soit administrée par un médecin expérimenté. Il en est de même en électrothérapie, et si fastidieux que soit ce mode opératoire, il faut l'accepter, sous peine de ne faire qu'un traitement incomplet.

Nous ne voulons pas dire pour cela que les courants très-faibles et appliqués pendant plusieurs heures consécutives soient nuisibles. La question se réduit uniquement à savoir quel est le meilleur procédé ; est-ce celui qui consiste dans des courants faibles et permanents ou celui qui consiste dans des courants plus énergiques et dont la durée varie de dix à trente minutes ?

Dans les observations de M. Lefort nous aurions voulu trouver cette comparaison, afin de pouvoir juger de la valeur des deux procédés. Cette comparaison, nous l'avons faite; dès le mois de décembre, avant la communication de M. Lefort, nous avons voulu reprendre ces questions qui avaient tant intéressé Hiffelsheim et que posait également M. Becquerel dans son rapport à l'Académie des sciences. Eh bien, dans aucun des cas, ni dans des cas d'atrophie, de rhumatisme articulaire chronique ou de contracture hystérique, nous n'avons eu de meilleur résultat qu'en agissant avec des courants plus énergiques et d'une durée moindre. Loin de là, nous avons observé des inconvénients très-grands chez quelques-unes des malades, les unes accusant des insomnies, les autres un peu de fièvre et d'excitation. Pour presque toutes, même avec quatre et six éléments, nous avons déterminé des *eschares* qui n'ont guéri qu'au bout de deux à trois mois.

En somme, les courants très-faibles n'agissent guère que lorsque l'épiderme est parfaitement humecté et dénudé ; car dans les cas ordinaires, l'épiderme offre une telle résistance, que l'action de deux à quatre éléments Daniell devient insignifiante. L'influence si éminemment utile de la tension est donc presque nulle, et ne peut s'exercer que lorsque l'épiderme est détruit, mais alors l'action chimique des courants désorganise les tissus en contact avec les rhéophores, et il se forme des eschares qui mettent des mois à guérir et qui sont une cause d'excitation.

Le procédé ne peut donc tout au plus être employé que dans des cas très-limités, chez des personnes peu excitables, et même dans ces cas, il n'offre aucun avantage sur le procédé ordinaire.

—Dans l'application des courants continus, il est nécessaire de tenir compte de la *direction des courants*, car l'action du courant est différente sur la circulation et sur le système nerveux, selon que le courant est ascendant ou descendant. Avec M. Ch. Legros, nous avons découvert ces deux lois qui doivent toujours nous être présentes dans les applications électrothérapeutiques : 1° le courant ascendant resserre les vaisseaux et diminue la circulation, tandis que le courant descendant dilate les vaisseaux et amène une congestion plus ou moins forte ; 2° le courant ascendant excite la moelle et agit plus vivement sur les nerfs sensitifs, tandis que le courant descendant diminue l'excitabilité de la moelle, empêche les actions réflexes et agit principalement sur les nerfs moteurs.

L'influence de la direction des courants sur la circulation est très-manifeste dans beaucoup de cas et elle est très-nette dans les expériences physiologiques. Elle est également sensible au thermomètre, surtout pour des courants énergiques et momentanés. Avec des courants plus faibles et prolongés pendant quelques heures, cette influence existe encore, mais elle n'agit que pendant les premiers instants. Nous avons, chez quelques malades, fait des recherches à ce sujet, et nous avons observé dans le membre parcouru par le courant ascendant un léger abaissement de température variant de 0,2 à 0,8 de degré, tandis qu'il y avait une élévation à peu près correspondante dans le membre parcouru par le courant descendant. Mais cette différence de température ne s'observe que pendant la première heure, elle disparaît les heures suivantes, et pour les deux membres la température reste alors la même et un peu plus élevée que précédemment.

Quant à l'influence de la direction sur le système nerveux, ce n'est pas là une simple action locale due à une action chimique ou à la différence d'action sur la circulation ni même à une polarisation spéciale, c'est une influence directe produite justement par la *direction* qui, par elle-même, a une action différente selon qu'elle est identique ou opposée à celle que parcourt le flux nerveux.

Néanmoins, dans les cas où il est difficile de bien limiter la direction des courants, il faut se rappeler que le pôle positif est calmant et sédatif, tandis que le pôle négatif est excitant. Cette différence d'action est assez intéressante à rapprocher de l'action de l'électricité atmosphérique. Dans les temps ordinaires, l'électricité de l'atmosphère dans laquelle nous sommes plongés est positive, tandis qu'elle devient négative à l'approche des orages et pendant les orages, et vous savez combien les personnes nerveuses ressentent vivement les conditions atmosphériques.

Parmi les malades que nous avons soignées dans le service de M. Charcot, nous vous présentons trois cas d'*hémiplégie* chez lesquels nous avons obtenu des résultats satisfaisants. Chez deux d'entre elles il y a eu, en même temps, une aphasie complète et qui durait jusqu'à ces derniers temps ; pour toutes deux la paralysie est à droite. Chez la première, la maladie date de deux ans et demi, et ce n'est qu'au bout de onze mois qu'elle a pu commencer à marcher un peu. Quant au bras, il était presque complétement immobile et contracturé quand nous avons commencé le traitement, il y a cinq mois. La parole était très-embarrassée et, de plus, la moitié droite de la figure était encore un peu paralysée. Aujourd'hui la parole est plus facile, elle peut presque porter le bras sur la tête, se servir un peu de sa main, et étendre un ou deux doigts.

Chez la seconde, âgée de 32 ans et dont l'attaque remonte à deux ans, l'aphasie était complète et c'est à peine si la malade pouvait dire oui. Le membre supérieur était complétement inerte et aujourd'hui, après une quinzaine de séances, elle peut dire quelques mots de plus, et son bras a un peu plus de souplesse et fait plus de mouvements.

Chez la troisième, âgée de 53 ans, dont l'attaque remonte à huit mois, l'usage des membres était revenu assez promptement, mais il lui restait un peu de difficulté dans les mouvements, de la pesanteur du membre et de la faiblesse. Le traitement par les courants continus a fait disparaître la plupart de ces symptômes.

Dans les cas d'hémiplégie, nous agissons non-seulement sur les membres paralysés, mais encore nous faisons passer un courant à travers la tête. Ce courant de 8 à 12 éléments n'est maintenu que pendant une à deux minutes, et lorsqu'on a soin de ne mettre ni d'enlever les rhéophores brusquement, il n'y a ni phosphènes ni vertige, et ce mode opératoire n'offre aucun danger.

C'est là un des grands avantages des courants continus, c'est qu'ils peuvent être appliqués sans inconvénient sur les centres nerveux et même sur l'encéphale. Jusqu'à présent, médecin et public ont considéré l'électricité comme agissant toujours comme excitant énergique et ont craint de l'employer du côté de la tête. C'est une erreur, car les courants continus peuvent agir comme sédatif et comme calmant, et il n'y a peut-être aucun agent qui, dans certains cas, détermine aussi sûrement un sommeil calme et prolongé. Cette influence est due à l'action incontestable des courants continus sur la circulation intra-crânienne. Mais c'est surtout dans ces cas qu'il faut tenir compte de la direction des courants.

Voici une expérience qui, sous ce rapport, est bien importante : Sur un chien robuste, nous avons trépané le crâne afin d'examiner l'état des vaisseaux cérébraux sous l'influence des courants continus. En mettant le pôle positif sur la portion du cerveau mise à nu et le pôle négatif sur une plaie du cou, on déterminait un resserrement des vaisseaux et le cerveau s'affaissait légèrement, mais d'une manière visible. En mettant au contraire le pôle positif sur la plaie du cou et le pôle négatif sur le cerveau, on observait une injection des capillaires cérébraux et le cerveau faisait hernie à travers l'ouverture pratiquée sur la voûte crânienne.

Le meilleur moyen d'agir sur la circulation intra-crânienne n'est pas toujours de faire passer un courant à travers la tête, en mettant par exemple le pôle positif sur le front et le pôle négatif sur la nuque ; on peut agir aussi efficacement en électrisant le ganglion cervical supérieur. Les phosphènes et les vertiges que l'on peut produire en électrisant le ganglion cervical en sont une preuve certaine. Mais cette influence peut même être observée directement en examinant en même temps l'état des vaisseaux de l'œil au moyen de l'ophthalmoscope. Nous avons, il y a quelque temps, fait ces recherches avec le docteur Daumas, et voici les phénomènes qu'on observe très-nettement. Au moment où l'on ferme le circuit, i' y a un léger resserrement des artérioles et les veines au contraire se gonflent, puis, pendant tout le temps que dure l'électrisation, les artères sont plus grandes et plus apparentes, et les veines reprennent leur calibre normal. Au moment où l'on cesse le courant, il y a de nouveau un léger resserrement artériel et un gonflement des veines.

Quelques minutes après l'électrisation, on trouve encore les artères plus pleines et par conséquent une circulation plus active.

Si, au lieu d'agir sur le ganglion cervical supérieur, on met un des pôles sur le front et l'autre sur la nuque, on observe les mêmes phénomènes, mais même un peu moins prononcés. Dans ce cas, lorsque le pôle positif est placé sur le front, les artérioles sont beaucoup moins dilatées que lorsqu'on y met le pôle négatif.

Ces changements dans la circulation intra-oculaire sont moins prononcés dans les cas d'atrophie de la pupille, mais ils existent cependant et ainsi peut s'expliquer comment, dans quelques cas, on peut arrêter cette atrophie et même obtenir une amélioration. Dans trois cas d'atrophie de la pupille, nous avons incontestablement obtenu une amélioration notable, et uniquement en électrisant le ganglion cervical supérieur. Dans d'autres cas, la maladie sans s'améliorer a été enrayée et n'a plus fait le moindre progrès ; mais il en est d'autres enfin où nous n'avons pu obtenir aucun résultat, et l'atrophie a continué à envahir le nerf optique.

Chez deux des malades atteintes d'hémiplégie que nous venons de vous présenter, nous avons également observé un autre fait qui est très-important et qui démontre bien l'influence des courants continus sur la circulation. Chez une de ces malades les règles avaient disparu pendant un an après son attaque et ne revenaient depuis cette époque que très-irrégulièrement et très-faiblement. Dès les premières semaines du traitement par les courants continus, les règles sont devenues plus abondantes et régulières.

Chez la dernière malade, qui n'est en traitement que depuis un mois et demi, les règles avaient complétement disparu depuis son attaque, qui a eu lieu il y a près de deux ans, cinq semaines après un accouchement. Il y a dix jours, ses règles viennent de réapparaître pour la première fois.

Ce n'est pas là une simple coïncidence, car chez d'autres malades nous observons les mêmes phénomènes. Une femme atteinte de *contracture hystérique*, et une autre atteinte de *myélite chronique*, ont toutes deux, d'elles-mêmes, fait observer que leurs règles venaient plus abondamment et que, loin de retarder comme précédemment, elles étaient plutôt en avance de quelques jours.

Chez ces deux dernières malades nous avons également obtenu des résultats avantageux. Chez la femme atteinte de contracture hystérique dans la jambe droite, la contracture était tellement forte, que le pied tout entier était roide et comme d'une seule pièce, et qu'elle ne pouvait ni fléchir le genou ni remuer en aucun sens aucun doigt du pied. (Voy. PLANCHE.) Aujourd'hui, elle peut fléchir le genou, et elle peut mouvoir ses doigts de pieds.

Chez la femme atteinte de myélite, voici les principaux points qui ont été améliorés : la sensibilité des jambes est plus grande, les mouvements lorsqu'elle est couchée sont plus faciles et plus étendus, et elle peut mieux se tenir sur ses jambes. Les actions réflexes, qui étaient très-prononcées, sont plus faibles, et il se passe actuellement des journées entières sans qu'elle éprouve de soubresauts. Enfin elle peut mieux retenir ses urines, et ses jambes, qui étaient enflées tous les soirs, ne présentent plus de gonflement.

Un des plus beaux succès de l'action des courants continus est celui que nous avons obtenu chez une malade qui avait une *atrophie musculaire généralisée* à la suite d'une fièvre typhoïde suivie d'accidents divers et d'une longue convalescence. La maladie aiguë date de cinq ans, et la malade est à la Salpêtrière depuis le 2 mars 1871. Elle ne pouvait, quand nous avons commencé le traitement, se servir de son bras et de sa main ni pour manger, ni pour s'habiller ; il y avait une atrophie visible à l'œil nu dans tous les muscles du bras et de l'épaule, et surtout dans les muscles de la main et dans les extenseurs de l'avant-bras. Aujourd'hui, elle se sert parfaitement de son bras et de ses mains, elle peut coudre, tricoter, se peigner elle-même ; néanmoins, ses muscles sont loin d'être déjà revenus complétement à l'état normal.

Chez cette malade, on obtient avec une facilité étonnante ce que Remak a appelé les contractions galvano-toniques. Ce phénomène, bien difficile a obtenir dans tous les cas, tellement qu'il a été nié par M. Duchenne, consiste dans un raccourcissement permanent de la fibre musculaire pendant tout le passage d'un courant continu. On sait qu'en général les courants continus ne déterminent de contraction qu'au moment de la fermeture et au moment de l'ouverture du courant, tandis que, dans ces cas, il y a une contraction qui subsiste pendant tout le temps que le courant continu est appliqué sur les muscles ou sur les nerfs des membres.

La contraction galvano-tonique est un phénomène réflexe, et ne s'observe que chez les personnes très-excitables et surtout avec l'emploi d'un courant ascendant. Chez cette malade, nous avons également observé un phénomène très-rare et qui prouve aussi la grande excitabilité de son système nerveux. Nous ne pouvions jamais approcher un rhéophore des vertèbres cervicales, que ce fût le pôle positif ou le pôle négatif, sans qu'aussitôt la malade n'eût des envies de vomir. Si l'on maintenait malgré tout les rhéc-phores, ou si on employait même sur les vertèbres dorsales un courant très-fort, les vomissements se répétaient dans la journée et il survenait un léger accès de fièvre. C'est la seule malade où nous ayons observé ces phénomènes.

Chez une autre malade atteinte d'*atrophie musculaire progres-sive*, le résultat ne paraît pas bien satisfaisant au premier abord, mais néanmoins il est digne d'être noté. Cette femme, en effet, depuis onze ans, a vu successivement tous ses muscles des membres supérieurs s'atrophier les uns après les autres, en commençant par les muscles de l'éminence thénar. Depuis qu'elle est en traitement, non-seulement la maladie n'a plus fait de progrès, mais elle peut faire quelques mouvements plus étendus : elle peut par exemple porter son bras en arrière, ce qu'elle ne pouvait plus exécuter. Quand on songe au pronostic terrible de cette affection, et à sa marche toujours progressive, on peut, avec raison, considérer comme un fait très-heureux de voir la maladie s'arrêter, et se féliciter de l'amélioration, si légère qu'elle soit.

Nous avons encore employé les courants continus chez des femmes atteintes de paralysies agitantes ; elles prétendent avoir moins de tremblement ; mais, à vrai dire, le résultat n'est pas bien brillant. Il a été un peu plus réel chez des malades atteintes de chorée des vieillards.

Dans des cas de rhumatisme articulaire chronique et d'arthrite goutteuse, nous sommes parvenus à donner aux articulations un peu plus de mouvements, mais nous n'avons pas obtenu de gué-rison complète, ni une amélioration aussi notable que celle que nous avons obtenue dans d'autres cas identiques. Chez une de ces malades, l'amélioration très-grande au début a été arrêtée depuis l'époque où nous avons employé des courants faibles et permanents. Elle a eu, à la suite de ce traitement, des eschares et des petits accès fébriles, qui ont fait disparaître les progrès qui avaient été obtenus précédemment avec des courants momentanés.

Il ne faut pas oublier que, dans cet hospice, nous travaillons en général dans le vieux et dans l'incurable, et cependant il est incontestable que, dans un certain nombre de cas, nous avons eu des résultats qu'il eût été difficile d'obtenir avec d'autres agents thérapeutiques. Nous sommes loin de vouloir exagérer cette action, et nous lutterons toujours contre ceux qui veulent faire de l'électricité une panacée universelle ; mais nous avons le droit aujourd'hui d'affirmer son utilité et son influence médicatrice. Certes, pas plus qu'aucun autre agent, elle ne peut guérir des lésions organiques profondes qui ont fait disparaître une portion du tissu propre, elle ne dissout pas les plaques scléreuses, et ne fait point disparaître les éléments de formation pathologique, pour les remplacer par de nouveaux tissus. Comme tous les agents, elle ne peut qu'amener des modifications dont les éléments vivants peuvent profiter pour rentrer dans l'état normal ; comme tous les autres agents, elle est obligée de subir la fatalité des lois physiologiques et pathologiques.

Mais nous possédons dans les différents courants électriques un moyen puissant d'agir sur la circulation, sur la nutrition générale et sur le fonctionnement du système nerveux ; il s'agit seulement de savoir à quel moment et comment cette action doit être dirigée. Comme tous les autres agents thérapeutiques, l'électrothérapie a besoin de l'expérience et de recherches calmes et sérieuses ; mais, peut-être plus que toute autre science, elle doit reposer sur des notions exactes de physique, de physiologie et de clinique. Si elle n'est point fondée sur ces bases solides, elle n'est qu'un moyen empirique, qui peut réussir quelquefois par hasard, mais qui souvent aussi peut être nuisible.

Les planches ci-jointes sont relatives à une malade atteinte de contracture hystérique, dont il a été parlé dans la deuxième leçon (page 25). La première photographie a été faite avant le traitement par l'électricité (1871) ; on voit que, à cette époque, la contracture était très-prononcée, et que les pieds, surtout le droit, étaient fortement contracturés et déformés. La seconde photographie a été faite au commencement du mois d'août dernier. Elle nous montre que la malade peut fléchir ses jambes et que les pieds sont revenus à peu près à leur situation normale. Bien que la deuxième photographie soit faite à un grossissement un peu plus grand que la première, il est cependant facile de constater que les membres sont devenus plus volumineux ; c'est en effet ce qui est incontestable.

(Extrait de la *Revue photographique des hôpitaux*.)

PARIS. — IMP. SIMON RAÇON ET COMP., RUE D'ERFURTH, 1.